CONSIDÉRATIONS

SUR LES

PARALYSIES GÉNÉRALES

PROGRESSIVES,

PAR

M. le docteur A. SAUZE,

Médecin adjoint de l'asile des aliénés de Marseille,
médecin de la prison cellulaire.

Longtemps on a regardé la paralysie générale à marche chronique comme fatalement liée à la folie. Exclusivement étudiée dans les maisons d'aliénés, elle semblait n'atteindre que cette catégorie de malades. C'est à cette période de la science qu'appartiennent les travaux de MM. Delaye et Bayle, et l'importante monographie de M. Calmeil, publiée en 1826. Depuis quelques années, des médecins d'un mérite incontestable, étrangers aux asiles, ont cru observer, soit dans leur pratique personnelle, soit dans les hôpitaux, des cas où une semblable paralysie s'est produite, sans que l'intelligence ait paru notablement altérée.

Cette opinion a rencontré des partisans nombreux parmi les aliénistes les plus distingués de notre époque. Dès ce moment, outre la paralysie générale des aliénés si bien décrite dans les ouvrages que nous venons de mentionner, on a admis une paralysie générale progressive sans aliénation, ainsi nommée pour la première fois par M. Requin en 1846, dans son *Traité de pathologie*. On a fait de cette nouvelle affection une maladie parfaitement distincte de la première par les symptômes, sa terminaison quelquefois favorable, et l'absence à l'autopsie de lésions anatomiques.

Cette distinction repose-t-elle sur des données pathologiques suffisantes pour l'autoriser ? Ou bien aurait-on pris, pour des différences nettement tranchées, de légères nuances morbides ? C'est ce que nous allons essayer de décider, en nous appuyant sur nos propres observations, et en nous livrant à une critique consciencieuse de celles rapportées par les divers auteurs qui se sont spécialement occupés de cette question.

Le sujet que nous allons aborder n'est certainement pas neuf ; il a déjà été exploré avec beaucoup de succès et de talent par MM. Lunier, Moreau, Baillarger en 1849, Brierre de Boismont et Delasiauve en 1851, dans divers mémoires insérés dans les *Annales médico-psychologiques*.

Ce qui nous a engagé à entrer dans une discussion aussi épineuse, c'est que nous avons eu plusieurs fois occasion, et dernièrement encore, de faire l'autopsie de malades morts à la suite d'une paralysie générale progressive, n'ayant jamais eu de délire, dont l'intelligence ne paraissait pas profondément altérée, et dont le cerveau cependant a présenté les mêmes lésions qu'on trouve chez les aliénés paralytiques. C'est là un fait nouveau peut-être dans l'histoire de cette partie de la science, et qui nous a paru avoir un grand intérêt. Il nous a semblé devoir jeter une vive lumière sur cette question si débattue et si obscure encore de l'identité des paralysies générales progressives. On sait, en effet, que l'absence d'altérations anatomiques est un des principaux arguments qui ont servi à édifier la doctrine de la paralysie générale progressive sans aliénation, comme maladie distincte. Mais, nous dira t-on, comment concevoir que des lésions aussi profondes aient pu échapper à l'attention d'observateurs consciencieux et du plus haut mérite, tels que MM. Requin, Sandras, Andral, Rostan, etc.?

Évidemment une pareille erreur n'était pas possible, et là

n'est point le nœud de la question. On a plutôt confondu, je crois, avec la paralysie générale progressive, maladie essentiellement cérébrale présentant des altérations anatomiques constantes, invariables, une autre affection, d'une nature toute différente, à peine étudiée depuis quelques années par M. Aran, en 1850, sous le nom d'*atrophie musculaire progressive*, et décrite un an plus tard sous celui de *paralysie musculaire atrophique* par mon ami le docteur Thouvenet, dans une thèse fort remarquable. Cette confusion, si extraordinaire qu'elle puisse paraître au premier abord, n'a rien qui doive nous surprendre, car, ainsi que nous le verrons dans la suite de ce travail, et M. Aran l'a fort bien établi dans son mémoire, l'atrophie musculaire offre de nombreux points de contact avec la paralysie progressive sans aliénation.

Nous allons d'abord définir d'une manière exacte et précise ce que l'on doit entendre par paralysie générale telle qu'on l'observe chez les aliénés. Puis nous rapporterons quelques observations de paralysie générale progressive sans aliénation ; nous les rapprocherons de la paralysie des aliénés, et nous montrerons que ces deux ordres de faits, différents en apparence, ne peuvent en réalité constituer qu'une seule et même espèce pathologique. L'examen critique des observations consignées dans les divers auteurs nous conduira à la même conclusion pour le plus grand nombre d'entre elles. Les dernières et les plus rares trouveront leur place naturelle à côté de l'atrophie musculaire.

Nous sommes déjà loin de l'époque où la paralysie générale était considérée comme une complication de l'aliénation mentale : c'est l'opinion d'Esquirol et de M. Calmeil. On avait même dit, et l'on retrouve surtout cette opinion chez les médecins étrangers à l'étude des maladies mentales, que la paralysie était la terminaison habituelle de la folie. Broussais avait annoncé que dans les vésanies anciennes la fonction locomotrice finit toujours par être lésée. Cette erreur a été victorieusement combattue dans une très bonne thèse soutenue en 1843 par M. Legal-Lasalle.

Pour M. Bayle, la paralysie générale serait une espèce particulière de folie qu'il désigne sous le nom d'*aliénation ambitieuse avec paralysie incomplète.* C'était déjà un progrès vers la vérité, car dès ce moment on regardait la paralysie générale comme une affection primitive, et ne venant plus secondairement compliquer l'aliénation mentale. Mais il y avait encore un pas à faire et nous le devons surtout aux travaux de M. Baillarger. Pour ce savant aliéniste, à l'opinion duquel nous nous rangeons complétement, deux ordres de phénomènes caractérisent principalement la paralysie générale des aliénés : la démence et l'affaiblissement musculaire. Ces deux ordres de phénomènes impriment à cette maladie une physionomie constante, invariable. Ils dominent toute la scène pathologique, et constituent à eux seuls le cachet pathognomonique de l'affection. Le délire n'est au contraire qu'une complication secondaire et qui manque dans bon nombre de cas. Loin d'affecter constamment, comme l'avait cru M. Bayle, la forme ambitieuse, on le voit se montrer indifféremment, à l'état de lypémanie, d'hypochondrie, de stupidité, de manie ; revêtir en un mot les formes les plus variées de l'aliénation mentale, soit dépressive, soit d'excitation. Les hallucinations des divers sens se rencontrent aussi assez fréquemment. Le délire varie non-seulement dans sa nature, mais encore dans sa marche, dans sa durée. Il n'est pas rare de le voir disparaître complétement et ne plus laisser aucune trace jusqu'au terme fatal de la maladie. D'autres fois il cesse un instant pour reparaître plus tard sous une autre forme. Quelquefois enfin il n'a jamais existé. C'était donc à tort qu'on avait cherché dans un symptôme aussi fugace, aussi variable, la caractéristique de la paralysie générale. Mais ce qui est constant, nous le répétons, ce qui se retrouve à toutes les périodes de l'affection, c'est l'affaiblissement intellectuel et musculaire. Ceux-ci vont bien réellement en progressant et ne présentent jamais d'intermittence complète comme le délire. La faiblesse de la mémoire, la lenteur des réponses, le tremblement des muscles, l'embarras de la langue, tels sont les symptômes pathognomoniques de la paralysie générale des aliénés. Est-il étonnant, au surplus, que dans une maladie où les méninges et la substance cérébrale sont si profondément altérées, on observe, comme le fait remarquer M. Calmeil, des troubles divers de la raison? Ainsi pour nous, deux ordres de symptômes caractérisent la paralysie générale des aliénés et constituent son entité pathologique, à savoir : la démence plus ou moins complète et les désordres de la motilité. Et, comme le dit avec beaucoup de raison M. Baillarger, ce n'est point une espèce particulière de folie qui se complique de paralysie, mais bien plutôt une espèce particulière de paralysie qui se complique fréquemment d'aliénation mentale.

L'opinion que nous professons sur la nature de la paralysie générale est également partagée par M. Aubanel. On en jugera par le passage suivant que j'emprunte à son compte rendu de 1850 : « Sous le rapport du trouble de l'intelligence que présentent les aliénés atteints de paralysie, nous persistons à croire, comme nous l'avons déjà dit depuis longtemps, que tous doivent être considérés comme frappés de démence ; car chez tous, c'est l'affaiblissement intellectuel qui prédomine. C'est une démence bien confirmée qui constitue toujours la terminaison inévitable des autres formes de délire, que l'on peut voir quelquefois exister avec la paralysie, masquer la faiblesse de l'intelligence, et tromper souvent le médecin sur la nature réelle de la maladie.

» L'aliénation mentale connue sous le nom de *paralysie générale* peut affecter au début, ou dans le cours de son développement, les formes maniaque, lypémaniaque ou stupide. J'ai vu des exemples frappants de ces diverses variétés ; mais en observant avec soin la marche de la maladie, en en étudiant toutes les périodes et en appréciant exactement les actions du malade dans tous les instants de la journée, on constate toujours un certain degré d'affaiblissement dans les facultés intellectuelles ; affaiblissement qui progresse ordinairement de jour en jour, qui peut éprouver des moments d'arrêt, même une apparence de guérison pendant plusieurs mois et quelquefois pendant plusieurs années, mais qui se termine tôt ou tard, quoi qu'on fasse, par une abolition complète de l'intelligence et par la mort. »

Nous allons retrouver, dans les faits qui suivent de paralysie générale progressive sans aliénation, les mêmes symptômes essentiels du côté de l'intelligence et de la motilité, à l'autopsie les mêmes lésions anatomiques. Que conclure de là, sinon que ce sont deux affections identiques, de même nature, et ne présentant que de légères différences de détail, comme on en rencontre dans toutes les espèces du cadre nosologique ?

Je demande la permission de rapporter sommairement mes observations de paralysie progressive, car il suffit qu'elles établissent, d'une part, l'existence des désordres intellectuels et musculaires, et, de l'autre, des altérations anatomiques que l'on rencontre chez les aliénés paralytiques.

OBS. I. — Le nommé Nouvel, âgé de quarante-deux ans, exerçant la profession de tailleur d'habits, entre à l'asile Saint-Pierre le 2 septembre 1852. On attribue la maladie dont il est atteint à des excès répétés de boissons alcooliques. Voici dans quel état il se trouve à son arrivée dans notre asile. La mémoire est affaiblie, la perception lente et confuse, les jambes sont faibles, la démarche mal assurée. Pas la moindre trace de délire ambitieux ou autre, le jugement est parfaitement sain ; il répond assez nettement aux diverses questions qu'on lui adresse ; on l'occupe à l'atelier des tailleurs, il travaille avec habileté et intelligence. Au bout de quelques mois se déclare une congestion assez intense avec perte de connaissance et résolution de tous les membres. Application de sangsues aux apophyses mastoïdes ; limonade stibiée. Après plusieurs jours de traitement, il quitte l'infirmerie et reprend le travail. L'intelligence ne paraît pas avoir subi d'atteinte grave, à part la mémoire, qui est très affaiblie. Mais les désordres de la motilité sont plus apparents. L'embarras de la langue, à peine sensible à l'époque de son entrée, est mieux caractérisé. Un mois après, nouvelle congestion à laquelle il échappe encore. Il reprend de nouveau le travail. L'affaiblissement intellectuel et musculaire ont fait des progrès. Cependant on peut encore causer avec lui sur toutes choses, les réponses sont claires. Il travaille bien. Une troisième congestion nous oblige à le placer à l'infirmerie dans le courant du mois d'avril 1854. État comateux, respiration stertoreuse. On emploie les évacuations sanguines et les purgatifs ; il meurt le 23 avril 1854.

Nécropsie. — Les membranes sont épaissies, blanchâtres, avec des points congestionnés. Une sérosité abondante est répandue sous l'arachnoïde, interposée entre les circonvolutions cérébrales. Des adhérences rares, mais profondes, existent vers la pointe des hémisphères ; elles sont plus étendues sur les parties latérales. Dans ces divers points, la substance cérébrale est ramollie, injectée. On dirait d'une sorte d'ulcération à aspect granité.

Obs. II. — Le nommé Grimaud, constructeur de navires, âgé de quarante-six ans, est admis dans l'asile le 13 mai 1852. Le certificat du médecin constate qu'il présente depuis quelques années des signes de paralysie générale progressive. Ce malade, en effet, est arrivé à une période assez avancée de cette affection. Le bredouillement de la langue est des plus caractéristiques. Les jambes peuvent à peine soutenir le poids du corps. L'intelligence est aussi très affaiblie. Il n'y a pas eu cependant le moindre délire. Il meurt dans le marasme le 4 mars 1853. A l'autopsie, nous trouvons les méninges épaisses, blanchâtres, fortement infiltrées, et des adhérences nombreuses. La substance des circonvolutions est ramollie dans les mêmes points.

A ces deux observations nous pourrions en ajouter quelques autres dans lesquelles on retrouverait également avec l'affaiblissement intellectuel et musculaire, les mêmes altérations anatomiques, et l'absence cependant de tout délire, de trouble notable de la raison.

Je pourrais citer entre autres l'exemple d'un pêcheur nommé Jarjaille, dont l'affection a duré plusieurs années sans avoir jamais présenté de délire, et qui nous offrit à l'autopsie les lésions les mieux caractérisées de la paralysie générale des aliénés.

Ce sont là, si je ne me trompe, des cas de paralysie générale progressive sans aliénation, telle que l'ont décrite du moins les auteurs qui en ont fait une étude spéciale, et entre autres M. Sandras, dans son excellent *Traité des maladies nerveuses*. Il n'est pas plus difficile de montrer l'identité complète de ces cas avec la paralysie générale des aliénés telle que nous l'avons décrite précédemment. Examinons s'il en sera de même pour les exemples publiés par les auteurs. Nous discuterons d'abord la valeur de ceux qui rentrent dans le groupe des paralysies générales progressives, puis en dernier lieu les quelques cas rares qui doivent, selon moi, être rapportés à l'atrophie musculaire.

A l'article consacré par M. Sandras à la description de la paralysie générale progressive sans aliénation (*Traité pratique des maladies nerveuses*, 1851, t. II, p. 89), se trouve l'observation suivante dont j'extrais les passages les plus saillants : « A son entrée on constata qu'il pouvait à peine se tenir sur ses jambes et marcher. Les deux membres inférieurs étaient également faibles ; les membres supérieurs sont aussi également faibles : les mains serrent à peine ce qui leur est présenté ; elles ne peuvent saisir convenablement une cuiller et encore moins bien la porter à la bouche. Quand le malade veut parler, il fait des efforts incroyables de tous les muscles des lèvres, des joues et de la langue, et il articule avec la plus grande peine et la plus grande lenteur. La mémoire et le jugement sont très bien conservés et singulièrement exacts. Le malade précise les dates déjà *anciennes* des périodes de sa vie. Il en cite le jour, l'heure et toutes les circonstances; son intelligence des choses est très bonne, très active et nullement hébétée. *Le facies exprime seulement une sorte d'étonnement.*

» Le caractère ne paraît pas très altéré, cependant il présente quelques particularités qui tiennent sans doute à l'état du cerveau. Ainsi le malade salue ponctuellement chaque fois qu'on passe devant son lit, quand même on le ferait à peu d'intervalle. Il rit très fort à la moindre chose qui se dit et la répète avec un air de finesse, même quand il n'y aurait ni finesse ni plaisanterie. Deux ou trois fois, depuis qu'il est à Beaujon, il a eu des *accès de colère violente sans motifs.* Dans le commencement, les yeux ont été souvent hagards et constamment brillants. »

Je ne vois rien dans cette observation qui ne soit parfaitement semblable aux phénomènes présentés par les aliénés paralytiques. J'y retrouve et les mêmes désordres de la motilité et les mêmes troubles de l'intelligence. Je ne comprends pas bien, par exemple, qu'un facies exprimant l'étonnement, un rire continuel, puissent coïncider avec un jugement parfaitement sain, ainsi que le dit M. Sandras. Quant à ces accès de colère violents sans motifs, qui ne reconnaît en eux cette agitation maniaque automatique que l'on rencontre si souvent dans la paralysie générale des aliénés? Et ces yeux hagards, cette habitude de saluer à tout propos, ne sont-ce pas, *aut ego fallor*, de nouveaux signes d'aliénation mentale? La mémoire est, dit M. Sandras, très bien conservée, mais pour les choses déjà *anciennes.* Ce fait n'a rien de nouveau pour nous, nous en sommes témoin chaque jour. C'est surtout le souvenir des choses récentes qui est affaibli dans le début de la paralysie. Si l'on a pu voir dans l'observation de M. Sandras autre chose qu'un cas de paralysie générale absolument identique avec celles qui existent dans les maisons d'aliénés, c'est que beaucoup de médecins, étrangers à l'étude des affections mentales, se font une idée fausse de la nature des troubles de l'intelligence; c'est que l'on confond le sens philosophique du mot *folie* avec son sens physiologique et médical, comme le fait remarquer fort judicieusement M. Moreau (de Tours), dans un mémoire déjà cité. Un grand nombre de paralytiques admis dans les asiles n'offrent, pendant toute la durée de leur maladie, d'autres troubles de la raison que ceux signalés par M. Sandras; il y en a même une partie qui en offrent moins encore : ce sont ceux qui, jusqu'au terme fatal, n'ont jamais présenté que de l'affaiblissement intellectuel, et ces cas ne sont pas rares; j'en citerai un seul exemple fort concluant. C'est celui d'un employé de la préfecture, âgé de trente et quelques années, qui est aujourd'hui arrivé à la dernière période de la paralysie. Depuis le début de l'affection, et nous avons pu y assister facilement, vu nos relations d'amitié avec le malade, nous n'avons jamais pu surprendre le moindre signe de délire. Ce serait encore évidemment pour M. Sandras un cas de paralysie générale progressive sans aliénation. Ce qui pour moi prouve une chose, c'est qu'il a observé la même maladie que nous. Quelquefois même l'affaiblissement intellectuel est si peu sensible, qu'il échapperait sans peine à un observateur peu exercé. Ce fait remarquable, et qui explique en partie la confusion qui a régné jusqu'à ce jour sur ce point de pathologie, avait été signalé depuis longtemps, avant même les travaux de MM. Requin et Sandras, par M. Aubanel dans ses *Recherches statistiques sur l'aliénation mentale à l'hospice de Bicêtre*, publiées en 1841. « Il n'est pas rare, dit ce médecin distingué, à propos des paralytiques, de voir des malades qui articulent à peine des mots, dont la marche est difficile et les mouvements incertains, conserver pourtant de la mémoire, des sentiments affectueux et la faculté d'associer leurs idées, en un mot un tel état de l'intelligence, que l'on hésite à les confondre avec les déments. »

L'analyse critique à laquelle nous venons de nous livrer à propos de l'observation de M. Sandras, nous pourrions la recommencer pour le plus grand nombre de celles qui ont été publiées par les divers auteurs; nous y retrouverions toujours les deux principaux symptômes que nous avons dit caractériser d'une manière invariable la paralysie générale des aliénés, à savoir : la démence et les désordres musculaires. Nous ne ferons pas ce travail qui ne serait qu'une fastidieuse et inutile répétition de l'examen que nous venons de terminer. La besogne serait même beaucoup plus facile pour quelques-unes de ces observations. Ainsi, par exemple, dans un autre cas cité par M. Sandras (page 99, *loc. cit.*), il est dit que la mémoire manquait d'une manière notable ; le caractère était devenu impatient et acariâtre, contre les habitudes de la malade. Une hallucination singulière de la vue la tourmentait continuellement. Toutes les surfaces blanches qu'elle pouvait voir étaient incessamment couvertes de têtes très nombreuses ; ces têtes lui faisaient d'horribles grimaces. J'avoue que c'est là pour moi un exemple magnifique de paralysie générale des aliénés.

Ainsi donc, identité parfaite de symptômes entre la paralysie des aliénés et celle que l'on a si improprement, selon nous, désignée sous le nom de *paralysie sans aliénation*. Reste à savoir maintenant si les lésions anatomiques sont les mêmes. Quant à celles de la paralysie des aliénés, elles sont parfaitement connues, pas n'est besoin de les décrire. Eh bien ! je ne crains pas de l'affirmer, on les retrouve également dans la paralysie progressive ; nous en avons cité deux exemples incontestables. En vain nous objectera-t-on que ce ne sont pas des cas de paralysie générale sans aliénation. Nous avons démontré d'une manière évidente que nos observations se rapportaient sans effort à celles qui ont servi de type à la description de cette maladie, et que même les troubles de l'intelligence y avaient été moins sensibles. Ainsi, ce nouvel argument tombe devant l'examen des faits. Dans l'une comme dans l'autre paralysie générale, on retrouve donc l'épaississement des méninges, la sérosité sous-arachnoïdienne, les adhérences des membranes, le ramollissement de la substance grise des circonvolutions cérébrales, etc.

Quant aux cas authentiques suivis d'autopsie rapportés par les auteurs les plus recommandables, tels que ceux de MM. Andral, Brierre de Boismont et Duchenne (de Boulogne), nous verrons dans la suite de ce travail qu'ils constituent une variété particulière d'atrophie musculaire sur laquelle ce dernier observateur a récemment appelé l'attention des médecins dans un mémoire plein de vues neuves et originales inséré dans l'*Union médicale* de 1853.

Il est un autre argument élevé par M. Sandras, et que M. Valleix regarde comme assez sérieux : c'est l'absence des accès convulsifs signalée dans la paralysie progressive sans aliénation.

Je crois que M. Sandras a eu tout simplement affaire à des cas exceptionnels ; car, pour ma part, j'ai eu plus d'une fois l'occasion d'observer ces accès épileptiformes dans le cours de la même affection. Je me rappelle entre autres l'exemple déjà cité d'un pêcheur nommé J..., mort dans notre établissement au milieu d'une série de ces accès convulsifs. La même analogie que nous venons de signaler entre les symptômes et les altérations anatomiques, nous la retrouvons dans la marche et la terminaison.

« Le plus ordinairement, dit M. Sandras, la paralysie progressive débute par un trouble marqué de la parole. Les malades éprouvent une difficulté à prononcer qui leur donne une expression de doute et d'hésitation toute particulière. Le vice de la parole va en augmentant tous les jours et bientôt est accompagné d'autres désordres nerveux : les mains et les bras s'engourdissent, puis les extrémités inférieures s'affectent à leur tour. Dans d'autres cas, le progrès de la maladie ne suit pas le même ordre. J'en ai vu qui commençaient par les extrémités inférieures, d'autres par les bras ou plutôt par les mains, puis la progression de la maladie s'étendait successivement aux autres extrémités ou à la parole, etc. « Cette description s'applique exactement à la paralysie des aliénés, et il n'est pas de médecin habitué à soigner de pareils malades qui n'ait vu débuter la paralysie de ces diverses manières, tantôt par la langue, ici par les bras, là par les extrémités inférieures.

Arrivons maintenant à la terminaison. Chacun le sait, la paralysie des aliénés est d'une incurabilité désespérante. En serait-il autrement pour la paralysie progressive? Voici ce que dit M. Sandras à ce sujet : « Le pronostic est toujours fort grave ; le plus grand nombre des malades succombe au bout d'un temps plus ou moins long. J'ai plusieurs fois vu les malades mourir au bout de quelques mois. J'ai aussi rencontré des malades dont l'affection marchait avec une lenteur extrême pendant plusieurs années ; quelques-uns m'ont donné, au bout de plusieurs mois de traitement, la satisfaction de voir s'établir lentement, mais régulièrement, une véritable convalescence. Le retour vers le mieux a toujours été excessivement lent, et *jamais je n'ai vu les malades reprendre complétement leur agilité, leur force pour la marche.* » Et plus loin : « Il n'est pas impossible, dans cette paralysie bien déclarée, de prétendre à une bonne fin. C'est une des grandes différences qui distinguent cette paralysie sans aliénation mentale de celle des aliénés, qui est toujours et infailliblement mortelle. »

Je crains bien que M. Sandras n'ait pris pour une guérison définitive ces rémissions qui sont si fréquentes et quelquefois de si longue durée dans le cours de la paralysie des aliénés, d'autant plus qu'il avoue lui-même qu'il n'a jamais vu les malades se rétablir complétement. Le malade qui fait le sujet de sa première observation est depuis deux ans et demi en traitement et il ne présente qu'une *légère amélioration.* Ne nous arrive-t-il pas d'ailleurs tous les jours, dans les asiles, de faire sortir des malades en apparence guéris? La famille, les amis les considèrent comme ayant recouvré complétement leur santé ; mais le médecin, familiarisé avec ces sortes d'affections, ne se fait pas illusion, et l'avenir vient fatalement confirmer son pronostic.

Il voit en effet revenir tôt ou tard, au bout d'un temps plus ou moins long, ces mêmes malades pour lesquels on semblait ne plus conserver la moindre crainte.

Quant au cas de la guérison incontestable, nous répéterons ici ce que nous avons dit à propos des lésions anatomiques : ce sont des faits appartenant à une maladie d'une tout autre nature. Ce sont eux qui fixeront en dernier lieu notre attention. Nous venons de voir, d'après M. Sandras, que la paralysie progressive dure tantôt quelques mois, tantôt plusieurs années. Il en est de même de la paralysie des aliénés. Quant à l'étiologie, l'abus des boissons alcooliques, signalé également par M. Sandras, n'est-il pas une des causes les plus fréquentes des paralysies qu'on observe dans les asiles? Enfin, comme cette dernière affection, la paralysie progressive ne s'observe que chez les adultes et les vieillards. Les enfants et les jeunes pubères en sont exempts.

Ainsi, étiologie, marche, terminaison, symptômes, lésions anatomiques, tout est identique dans la paralysie des aliénés et la paralysie sans aliénation. Il reste cependant un certain nombre de faits, ce sont les plus rares, pour lesquels une pareille assimilation n'est pas possible. En effet, après avoir observé pendant la vie des symptômes qui ont une grande analogie avec ceux de la paralysie progressive, du côté de la motilité seulement, on ne trouve à l'autopsie aucune lésion anatomique ; le cerveau et les membranes sont intacts. Il en est ainsi de la moelle, le plus souvent du moins ; l'intelligence s'est conservée parfaitement saine jusqu'à la fin. On a vu, de plus, la guérison s'établir quelquefois d'une manière durable. Ce sont ces faits qui ont été observés et décrits par MM. Andral, Brierre de Boismont et Duchenne (de Boulogne) ; ils méritent une attention sérieuse à raison de la haute position scientifique de leurs auteurs, et nous allons nous livrer à leur examen avec tout le soin qu'exige une question aussi importante. Et disons-le tout d'abord, ici il n'y a pas eu erreur, ou plutôt confusion ; les faits ont été bien observés, c'est l'explication seule qu'on en a donnée qui nous paraît contestable.

Dans des expériences faites en commun, MM. Brierre de Boismont et Duchenne (de Boulogne) signalèrent un nouveau moyen de diagnostic différentiel qui avait jusque-là échappé aux observateurs. Appliquant à l'étude des paralysies progressives la galvanisation localisée, ils arrivent à ce résultat imprévu, à savoir, qu'il y a bien deux espèces de paralysies générales, l'une dans laquelle il y a abolition de l'irritabilité musculaire. Dans ce cas, l'autopsie faite avec le plus grand soin n'a révélé aucun désordre dans le cerveau. Pendant la vie, l'intelligence n'a pas présenté de trouble appréciable.

Poursuivant ces recherches à Bicêtre, en présence de M. Delasiauve, ils constatèrent que chez les aliénés paralytiques, au contraire, l'irritabilité musculaire était conservée à un degré marqué, quelle que fût la période de l'affection. Ils en conclurent dès lors qu'il y avait deux espèces de paralysies générales progressives : l'une avec aliénation, dans laquelle il y a conservation de l'irritabilité musculaire avec lésion du cerveau et de ses membranes ; l'autre sans aliénation, caractérisée par l'abolition de l'irritabilité des muscles et l'absence de lésions de l'encéphale. Ces résultats remarquables se trouvent consignés dans les recherches sur l'identité des paralysies progressives publiées par M. Brierre de Boismont dans les *Annales médico-psychologiques* de 1851 et plus tard en 1853, dans le mémoire déjà cité de M. Duchenne (de Boulogne). Dès lors, il semblait impossible de méconnaître l'existence distincte de ces deux espèces de paralysies ; mais, si l'on examine avec soin les diverses observations rapportées par les auteurs que nous venons de citer, on ne tarde pas à être frappé de ce fait qui leur est commun à toutes, c'est que les muscles étaient plus ou moins atrophiés, décolorés, jaunâtres, et que quelques-uns avaient subi à divers degrés la transformation graisseuse.

Analysons d'abord successivement les observations consignées dans le mémoire de M. Duchenne. Le malade qui fait le sujet de l'observation II présentait en décembre 1847, à l'époque de son entrée à la Charité, les phénomènes suivants : Station et marche impossible ; il éprouve un peu d'affaiblissement dans les membres supérieurs ; en l'examinant avec soin on voit quelques contractions fibrillaires rares soulever la peau dans toutes les régions du corps ; on constate également l'atrophie des muscles et la conservation des facultés intellectuelles. La contractilité électro-musculaire est presque abolie dans les membres inférieurs et dans tous les muscles de l'abdomen. A l'autopsie, le cerveau et ses membranes, examinés avec le plus grand soin, n'ont présenté aucune lésion anatomique appréciable ; il en a été de même de la moelle épinière. Les muscles étaient décolorés et jaunâtres. Soumis au microscope par M. Lebert, ils ont été trouvés transformés en graisse à divers degrés Dans les observations suivantes, nous remarquons qu'on a toujours noté, en même temps que la conservation de l'intelligence et la perte de la motilité, l'abolition de la contractilité électrique et l'atrophie musculaire plus ou moins complète. Nul doute que les muscles, comme dans le cas précédent, ne fussent également transformés en graisse. C'est du moins l'opinion de M. Duchenne pour le malade de l'observation VI. Dans tous ces cas, absence de lésions du cerveau et de la moelle. Pour cette dernière, cependant, M. Duchenne fait ses réserves, se basant sur la difficulté de l'examen nécroscopique de cette partie des centres nerveux, et il rapporte une septième observation de paralysie sans aliénation, dans laquelle la moelle a présenté des lésions qui peuvent, suivant lui, expliquer les phénomènes observés pendant la vie : les muscles ne furent pas soumis à l'examen microscopique, mais on ne pouvait, dit M. Duchenne, constater leur existence, surtout aux membres inférieurs, où la peau semblait appliquée sur les os ; il y avait donc encore dans ce cas atrophie musculaire et probablement aussi transformation graisseuse. La contractilité électrique était abolie, les facultés intellectuelles intactes et le cerveau et ses membranes étaient exempts de lésions. La moelle, dans une partie de son étendue, était ramollie. M. Duchenne, se basant sur cette observation, n'hésite pas, eu égard à l'analogie des symptômes qui la rapproche des précédentes, à rattacher la paralysie sans aliénation à une lésion de la moelle, bien que dans la plupart des cas qu'il ait rapportés on n'ait trouvé à l'autopsie aucune altération appréciable de cet organe. Il se peut, en effet, comme il le fait remarquer avec raison, que nos moyens d'investigation soient insuffisants dans des recherches nécroscopiques aussi délicates. Pour M. Duchenne (de Boulogne), la paralysie progressive sans aliénation devrait alors préférablement porter le nom de *paralysie générale spinale* qu'il lui donne dans son mémoire. L'absence d'aliénation dans cette espèce de paralysie se comprend fort bien, ajoute M. Duchenne, puisque le cerveau et ses membranes ne présentent aucune des lésions anatomiques qu'on observe dans la paralysie des aliénés.

Il nous sera facile de rapprocher de ces faits ceux qui se trouvent consignés dans le mémoire déjà cité de M. Brierre de Boismont. En effet, dans l'observation première nous voyons signalées et l'atrophie des muscles et l'absence de contractilité électrique. La station debout est impossible; dans plusieurs endroits les muscles sont le siége de mouvements fibrillaires. Il n'y a pas le plus léger désordre du côté de l'intelligence. Plus loin, et à propos d'un malade qui succombe dans le service de M. Andral avec tous les symptômes d'une paralysie générale sans aliénation, il est dit que l'irritabilité était anéantie et que la connaissance resta intacte jusqu'à la fin. L'autopsie, faite avec soin, ne révéla aucune altération, et l'examen microscopique auquel se livra M. Lebert ne montra qu'une *substitution graisseuse* de quelques muscles de la cuisse.

Nous venons de passer successivement en revue et de soumettre à une analyse rigoureuse les divers faits qui ont servi à faire l'histoire de la paralysie générale progressive sans aliénation. Nous avons démontré que le plus grand nombre rentrait dans la paralysie des aliénés. En effet, dans l'un comme dans l'autre cas, on remarque et les désordres de la motilité et l'affaiblissement de l'intelligence. Quant au délire, qui souvent existe, manque souvent aussi et présente d'ailleurs de nombreuses et longues intermittences, on ne peut se servir, avons-nous dit, d'un symptôme aussi variable, aussi fugace, pour caractériser cette affection. Les lésions anatomiques sont les mêmes, à savoir : l'épaississement des méninges, leurs adhérences avec les circonvolutions, le ramollissement de la substance cérébrale, etc. ; la marche, la terminaison fatalement mortelle, sont également propres à ces deux ordres de faits qu'on a voulu à tort séparer. On observe également les accès convulsifs des aliénés paralytiques chez les malades atteints de cette prétendue paralysie générale sans aliénation. Le délire même s'y montre quelquefois, puisque nous avons vu signaler par M. Sandras des hallucinations de la vue et des accès non douteux de manie. Ainsi tous les caractères distinctifs rassemblés avec tant de soin par les auteurs pour créer une maladie distincte tombent devant une critique consciencieuse. Quant aux guérisons qu'on a cru obtenir, elles n'ont pas probablement été définitives. On a eu tout simplement affaire à ces rémissions de longue durée qui signalent quelquefois le cours de la paralysie des aliénés ; puis on a perdu les malades de vue. De ce que l'intelligence est plus ou moins conservée dans un cas que dans l'autre, on ne saurait s'autoriser d'une différence aussi peu caractéristique pour créer une entité pathologique distincte. Et, qu'on le remarque bien, dans tous ces prétendus faits de paralysie sans aliénation, on a constamment noté des désordres quelconques du côté de l'intelligence. Lorsque je soutenais ma thèse, je me rappelle avoir entendu dire à l'un des professeurs les plus célèbres de l'école de Paris, spécialement adonné à l'étude des maladies cérébrales, qu'il y avait bien réellement des cas de paralysie générale sans trouble intellectuel. Et il se mit à me citer comme preuve un ou deux exemples pris dans sa pratique personnelle. Il s'agissait entre autres d'un homme atteint de paralysie qui présentait ce phénomène curieux : il ne pouvait retrouver l'Opéra, si ma mémoire ne me fait pas défaut, où il avait l'habitude, avant sa maladie, d'aller assez fréquemment. Qui ne sait que cet affaiblissement de la mémoire est précisément un des symptômes constants de la paralysie des aliénés ? Il n'y a donc pas plus de raison de faire de la paralysie progressive avec aliénation une maladie distincte, qu'il n'y en aurait de créer autant d'espèces diverses pour la démence simple dans laquelle on observe souvent des délires les plus variés ; car, dans un cas comme dans l'autre, ce qui domine le délire, c'est l'affaiblissement intellectuel, c'est lui seul évidemment qui peut servir à caractériser l'affection.

Mais, en dehors de ces faits absolument identiques avec la paralysie des aliénés, il est des cas authentiques de paralysie générale où l'on observe pas le plus léger désordre du côté de l'intelligence. Il n'y a même pas de signes d'affaiblissement intellectuel, perte de la mémoire ou autre ; pas de lésions cérébrales à l'autopsie ; la terminaison est quelquefois heureuse. Mais aussi les muscles, au lieu de conserver jusqu'à la fin leur contractilité, la perdent plus ou moins dès le début. Ils s'atrophient, se décolorent, deviennent jaunâtres et se transforment en graisse à divers degrés. Ce sont bien des cas de paralysie générale sans aliénation, sans désordre intellectuel, quelque léger qu'il soit. On le comprend aisément, le cerveau n'est pas malade. Mais, et c'est là pour nous le nœud de la question, il y a une lésion constante, c'est l'atrophie, la transformation graisseuse des muscles. Qui ne voit au premier abord qu'il serait ridicule de chercher à rapprocher ces faits de la paralysie progressive avec ou sans aliénation ? S'ils lui ressemblent grossièrement par les désordres de la motilité, ils s'en séparent d'une manière complète, et par la conservation de l'intelligence, et par la différence des lésions anatomiques. Si nous cherchons dans le cadre nosologique la place naturelle de cette affection, nous la trouverons, il me semble, évidemment à côté de l'atrophie musculaire graisseuse, ainsi appelée par M. Duchenne (de Boulogne). Les points de contact sont nombreux entre ces deux affections : d'abord la conservation parfaite de l'intelligence, l'atrophie, la transformation graisseuse des muscles, puis l'absence de lésions cérébrales. De plus, si, comme le pense M. Duchenne (de Boulogne), on doit rattacher la paralysie générale spinale, c'est ainsi qu'il désigne les cas dont nous nous occupons ici, à une lésion de la moelle, nous aurions une analogie nouvelle entre cette affection et l'atrophie musculaire graisseuse. En effet, tout récemment M. Cruveilhier, dans un mémoire présenté à l'Académie de médecine, en 1853, a trouvé pour un cas d'atrophie musculaire, une altération dans la même partie des centres nerveux. (Autopsie de Lecomte.) Je sais bien qu'il ne serait pas difficile non plus de trouver des dissemblances entre ces cas de paralysie sans aliénation et l'atrophie musculaire graisseuse. Ainsi la transformation graisseuse, comme l'a fait remarquer M. Duchenne, a moins de tendance à se généraliser dans la paralysie sans aliénation que dans l'atrophie musculaire. De plus, la contractilité électrique, qui est intacte dans l'atrophie musculaire jusqu'à la période ultime, est dès le début plus ou moins affaiblie dans la paralysie sans aliénation. Ce sont, à coup sûr, des différences sensibles, mais je pense toutefois, dans l'espèce, que la paralysie générale sans aliénation se rapproche plutôt de l'atrophie musculaire que de la paralysie progressive. Dans tous les cas, on pourrait en constituer une maladie à part, également distincte des deux autres. Ainsi, il n'y a donc qu'une seule espèce de paralysie générale progressive caractérisée d'une manière constante par l'affaiblissement de l'intelligence et de la motilité, à l'autopsie par les lésions cérébrales que nous avons déjà plusieurs fois mentionnées. Le délire n'est qu'un épiphénomène variable de cette affection, manquant souvent, disparaissant pendant plusieurs mois pour revenir plus tard. Il affecte indistinctement toutes les formes de l'aliénation mentale. La terminaison est constamment fatale. Cette description sommaire comprend également et la paralysie des aliénés et le plus grand nombre des cas de paralysie générale sans aliénation publiés par les auteurs, tels que ceux de M. Sandras. Quant aux cas de MM. Andral, Brierre de Boismont et Duchenne (de Boulogne), semblables en apparence à la paralysie générale progressive par les désordres de la motilité, ils s'en distinguent par la conservation de l'intelligence, l'absence de lésions cérébrales, l'atrophie et la transformation graisseuse des muscles. Ils constituent, selon nous, une variété de l'atrophie musculaire. Comme cette dernière affection, ils paraissent devoir être rattachés à une lésion de la moelle. La terminaison en est quelquefois favorable.

Nous venons de prouver par une analyse exacte que la plus grande partie des faits de paralysie générale progressive sans aliénation devaient rentrer dans la paralysie des aliénés, de laquelle on n'aurait jamais dû songer à les distraire. Il ne serait pas difficile d'en faire autant pour d'autres états pathologiques qui se rapprochent par la nature de leurs symptômes des paralysies générales. Si l'on parcourt attentivement les divers livres ou recueils de médecine, on trouve plus d'une fois, j'en ai la conviction, des paralysies générales confondues avec des ramollissements chroniques du cerveau et des myélites. Je lisais dernièrement dans l'*Union médicale* une observation de myélite aiguë, qui n'est évidemment, selon moi, autre chose qu'un cas de paralysie générale. On en jugera par l'exposé rapide des principaux symptômes offerts par le malade. Ainsi il y avait de l'hébétude dans le regard ; la langue était embarrassée, les réponses lentes ; un affaiblissement notable existe dans tous les membres. Au reste, cette erreur n'a pas tardé à être relevée par un confrère plus avisé. Nous avons reçu, il y a quelque temps, dans notre asile, un employé de la marine à Toulon, traité depuis quelques années pour une myélite chronique par un chirurgien des plus distingués de cette ville, et qui présente les symptômes d'une paralysie générale très avancée. De pareilles erreurs de diagnostic de la part de médecins étrangers aux maladies mentales ne sont pas rares ni dans la pratique, ni dans les livres, Elles expliquent probablement le nombre considérable de paralysies que nous observons dans les asiles ; aujourd'hui que les progrès de la science ont rendu les méprises plus difficiles, surtout de la part des médecins aliénistes.

Serait-il permis, dans ce vaste groupe d'affections paralytiques, d'établir des variétés pathologiques distinctes? Pourrait-on, par exemple, attribuer à des lésions anatomiques spéciales cette variété, la plus commune peut-être, il faut le reconnaître, bien qu'on en ait exagéré la fréquence, de paralysie générale liée au délire ambitieux? Dans l'état actuel de la science, une pareille division serait au moins prématurée. L'autopsie nous révèle, en effet, dans ces cas les mêmes altérations qui accompagnent les paralysies liées à une autre forme de folie sans aliénation. Peut-être pourrait-on avec plus de raison faire une espèce distincte de cette paralysie générale des vieillards qui arrive consécutivement aux congestions, aux hémorrhagies cérébrales.

Nous avons cru observer des différences assez notables dans les lésions anatomiques et les symptômes de ces paralysies survenant à un âge avancé à la suite d'affections cérébrales aiguës, pour autoriser une pareille distinction. Nous avons remarqué en général l'absence d'adhérences des méninges dans cette variété de paralysie. La substance grise des circonvolutions paraît étrangère au travail morbide ; les membranes seules sont épaissies. Une grande quantité de sérosité se trouve interposée entre les anfractuosités cérébrales dont elle semble avoir pris la place, dans les ventricules et dans la grande cavité de l'arachnoïde : on dirait plutôt d'une espèce d'hydrocéphale chronique. Les symptômes eux-mêmes nous ont paru différer. L'embarras de la langue ressemble plutôt à cette difficulté de la prononciation qui existe chez les hémiplégiques qu'au bredouillement, aux saccades caractéristiques des paralytiques adultes. Le délire systématisé manque le plus souvent. Il n'y a que de la démence, à part quelquefois de l'agitation maniaque, à la suite d'une nouvelle congestion par exemple. C'est là un point de pathologie mentale qui exige certainement de nouvelles recherches, et que nous n'avons pas la prétention d'élucider complétement. Aussi nous nous contenterons d'en citer un seul exemple pris au hasard parmi ceux que nous avons eu l'occasion d'observer.

Le nommé Robinet, âgé de cinquante-sept ans, entre à Saint-Pierre le 23 avril 1853. A la suite d'une congestion cérébrale, il y a environ un an, il a présenté un affaiblissement notable des membres inférieures; la langue est embarrassée, la mémoire souvent absente, la physionomie est comme hébétée. Après quelques mois de séjour dans notre établissement, il meurt à la suite d'une diarrhée colliquative. A l'autopsie, nous avons trouvé les membranes épaissies, beaucoup de sérosité sous l'arachnoïde, pas d'adhérences; la substance cérébrale n'est pas ramollie. Il n'y a pas eu de délire durant tout le cours de la maladie.

Nous pourrions à cet exemple en joindre quelques autres, mais nous ne faisons ici que signaler plutôt que décrire cette paralysie générale des vieillards. La différence de l'étiologie, des altérations anatomiques et des symptômes semble à la rigueur justifier la distinction que nous avons essayé d'établir. Ne serait-il pas possible cependant que cette congestion, que nous signalons ici comme la cause de cette paralysie des vieillards, ne fût elle-même qu'un incident de cette affection, un symptôme, en un mot, au lieu d'en être la cause ou le début? Nous n'oserions pas trop le nier d'une manière absolue. C'est à l'observation ultérieure à prononcer; nous avons souvent remarqué ce fait pour la paralysie des adultes. On fait plus d'une fois remonter le début de cette maladie à un coup de sang, alors qu'antérieurement il y avait eu déjà quelques signes d'affaiblissement intellectuel. Ici je suis fâché de me trouver en contradiction avec quelques médecins aliénistes, mais je crois, contrairement à leur opinion, que dans la paralysie générale la démence précède les troubles musculaires. Ma conviction repose sur un grand nombre de faits. M. Brierre de Boismont, de son côté, a déjà appelé à plusieurs reprises l'attention des observateurs sur les changements survenus dans l'ordre moral et affectif, dans la période initiale de la paralysie générale, et je crois que le plus souvent on peut les rattacher à un certain affaiblissement des facultés. Ce n'est pas toujours la mémoire qui est la première atteinte. Je me rappelle l'exemple assez curieux d'une actrice nommée Dodolande, morte dans le marasme paralytique, dont le début de la maladie fut signalé par une ardeur subite et inexpliquée pour les pratiques religieuses; elle était constamment à l'église, suivant les offices avec la plus scrupuleuse et la plus louable exactitude. Cette brusque conversion étonna les personnes qui l'entouraient. Pour nous, dans ce revirement soudain, dans cette contradiction non justifiée d'une vie exemplaire avec un passé des plus orageux, nous ne voyons autre chose qu'un premier signe d'affaiblissement intellectuel. Le même symptôme s'est présenté pour un paralytique, ex-gendarme, qui est encore dans notre établissement, et qui est un exemple frappant de ces paralysies à marche si longue. Je pense donc que toutes les fois qu'il sera donné au médecin de connaître avec la plus grande exactitude les antécédents de ses malades, il retrouvera au début des traces quelconques, quelque légères qu'elles soient, de cet affaiblissement des facultés. Il faut à cet effet interroger avec soin les changements subis par le caractère, par les habitudes, et l'on y rencontrera plus d'une révélation précieuse. Quelquefois, sans qu'il y ait le moindre désordre apparent de l'intelligence, on voit, à propos du moindre travail, arriver la fatigue chez un homme jusque-là d'une grande activité.

Un malade soigné par M. Aubanel était devenu expansif à l'excès, concevant les plus vives inquiétudes sur la santé des siens à propos du plus petit voyage, leur témoignant sa tendresse à tout propos. En un mot, je crois que presque constamment, sinon toujours, les symptômes intellectuels précèdent les désordres musculaires dans l'évolution des phénomènes pathologiques de la paralysie générale : il m'est arrivé bien souvent de diagnostiquer une paralysie générale, alors que l'observateur le plus exercé n'aurait pu distinguer le plus léger embarras de la langue, en me fondant sur des signes divers d'affaiblissement intellectuel, et l'avenir est venu malheureusement justifier mes prévisions.

L'année passée, au mois de juin, on nous amène une jeune femme nommée Mouren, dont la maladie est, dit-on, récente ; sa mémoire n'est pas sensiblement altérée, les réponses sont bonnes quoique lentes. Elle travaille avec intelligence. La physionomie exprime cependant une sorte d'étonnement. Il y a de la lenteur dans les opérations intellectuelles, et comme une sorte d'affaiblissement général de tout l'organisme ; pas de traces de délire, pas le plus léger embarras de la langue. Nous recommençons cet examen à chaque visite, M. Aubanel et moi, pour nous assurer qu'il n'y a pas la moindre hésitation dans la parole ni le plus léger tremblement musculaire, et nous n'hésitons pas à diagnostiquer une paralysie générale. Aujourd'hui, cette malade est arrivée au deuxième degré; les désordres musculaires sont des plus apparents ; l'intelligence n'est pas notablement altérée.

Ce que j'ai dit pour la congestion cérébrale je le répéterai pour la manie aiguë. Je ne crois pas, comme l'a dit M. Guislain, que la paralysie succède à ce qu'il désigne sous le nom de *manie congestionnaire* simple ou à forme ambitieuse. Qu'on remonte le passé du malade, et il arrivera presque toujours de rencontrer des signes non équivoques pour le praticien exercé d'obnubilation intellectuelle.

Comme on le voit, la paralysie générale des adultes est pour nous, le plus souvent sinon toujours, une maladie primitive dans laquelle les désordres de l'intelligence apparaissent à l'observateur avant ceux de la motilité. Le délire, quelle que soit sa forme, ne précède jamais la paralysie ; c'est un épiphénomène qui peut se montrer dans le cours de l'affection aux diverses périodes. La paralysie, en d'autres termes, n'est pas une complication de la folie ; c'est, au contraire, la folie qui vient quelquefois compliquer la paralysie. Les congestions cérébrales, les accès de manie aiguë, que l'on regarde comme la cause, ou tout au moins comme le premier symptôme de la paralysie générale des adultes, ont le plus souvent été précédés de signes d'affaiblissement intellectuel, quelle que soit la forme sous laquelle il se cache, que je regarde comme le phénomène primordial presque constant de cette affection.

Beaucoup de paralytiques n'arrivent pas dans les asiles ; on ne se décide à les y placer que lorsqu'il y a complication de folie. Un grand nombre meurent en ville, surtout parmi ceux appartenant aux classes aisées. Ce sont ceux-là que M. Sandras et M. Requin ont observés et que les médecins inexpérimentés regardent comme atteints de ramollissement chronique du cerveau. Il faut en convenir, le mot de *paralysie générale des aliénés* adopté par la plupart des aliénistes a été la cause de l'erreur et de la confusion qui ont jusqu'ici existé dans cette question importante de pathologie. En effet, il semble autoriser à croire que la paralysie est une complication de la folie, tandis qu'au contraire c'est la folie qui complique quelquefois la paralysie. Il vaudrait mieux supprimer le mot *aliéné*, et désigner tout simplement cette maladie sous le nom de *paralysie générale ;* mais cette définition est encore mauvaise et incomplète : en effet, elle laisse de côté l'élément intellectuel. Si d'ailleurs, comme nous l'avons démontré, les symptômes fournis par l'intelligence apparaissent les premiers, n'est-il pas préférable à tous égards de désigner cette affection sous le nom de *démence avec para-*

lysie générale. Cette définition résumerait en peu de mots les caractères principaux de la maladie.

Ainsi, pour nous résumer, nous avons établi dans ce travail :

1° Que la paralysie générale des aliénés et la paralysie générale progressive sans aliénation des auteurs ne constituent qu'une seule et même maladie présentant les mêmes symptômes fondamentaux, la démence à divers degrés, l'affaiblissement de la motilité, les accès convulsifs et la conservation de la contractilité électrique ; à l'autopsie, les mêmes altérations anatomiques du côté du cerveau et de ses membranes ; ayant la même terminaison toujours fatale. Le délire n'est qu'un épiphénomène de peu d'importance : variable dans sa forme, dans sa durée, inconstant dans ses manifestations, il ne peut évidemment servir de base à la création d'une entité pathologique distincte, puisqu'il s'observe également dans l'une comme dans l'autre de ces deux prétendues espèces de paralysies jusqu'ici à tort séparées.

La meilleure dénomination à donner à cette maladie est celle de *démence avec paralysie générale.*

2° Dans cette démence avec paralysie générale avec ou sans délire, on pourrait à la rigueur établir une division pour celle qui affecte les vieillards. Quelques différences dans l'étiologie, les symptômes et les lésions anatomiques sembleraient justifier cette distinction. Ce point exige toutefois de nouvelles recherches.

3° La démence avec paralysie générale des adultes est une affection en général primitive, les troubles de l'intelligence précédant ceux de la motilité. Les congestions, les accès de manie aiguë, sont des accidents consécutifs et non la cause ou le début de la paralysie.

4° Quelques faits ne sauraient se prêter à la même interprétation ; ils constituent une maladie à part qui ne ressemble à la démence avec paralysie générale que par les désordres musculaires et en diffère d'une manière bien plus sensible par l'absence de lésions cérébrales, l'atrophie et la transformation graisseuse plus ou moins complète des muscles, elle semble dépendre d'une lésion de la moelle. L'intelligence s'y conserve saine jusqu'à la fin, et la contractilité électrique y est abolie dès le début. Cette affection semble devoir trouver sa place naturelle à côté de l'atrophie musculaire graisseuse, dont elle constituerait une variété.

Paris. — Imprimerie de L. Martinet, 2, rue Mignon.

www.ingramcontent.com/pod-product-compliance
Ingram Content Group UK Ltd.
Pitfield, Milton Keynes, MK11 3LW, UK
UKHW032028260826
14628UKWH00006B/2801

9 782019 636784